AF246709

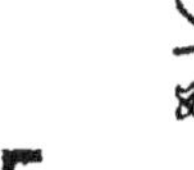

MÉDECINE ET PHARMACIE

QUESTIONS SOCIALES

ET

PROFESSIONNELLES

PARIS

LIBRAIRIE MÉDICALE ET PHARMACEUTIQUE

20, RUE DE TOURNON, 20

1884

EN VENTE A LA MÊME LIBRAIRIE

Andry. — Manuel de percussion. 1 volume in-18, au lieu de 3 fr. 50, net........................ 1.50

Burggraeve, professeur à l'Université de Gand.
— Chirurgie théorique et pratique, comprenant la pathologie chirurgicale générale, descriptive, topographique, les pansements et les opérations, la clinique chirurgicale avec les tableaux synoptiques, l'histoire des maladies. 1 vol. gr. in-8 de 502 pages, portrait de l'auteur et 8 planches...................... 5. »
— Les appareils ouatés ou nouveau système de déligation pour les fractures, les entorses, les luxations, les contusions, les arthropathies, 1 volume in-folio, comprenant 20 planches gravées et un splendide portrait de l'auteur, au lieu de 150 fr., net........................ 30. »
— Histologie, anatomie de texture, 1 vol., au lieu de 16 fr., net. 4. »

Chomel. — Des dyspepsies, 1 vol. in-8, au lieu de 6 fr. net.... 2. »

Coste. — Manuel de dissection. 1 vol. in-8 de 800 pages, au lieu de 8 fr.. net...................... 2 fr.

Delafond et Bourguignon. — Traité pratique d'entomologie et pathologie de la psore (gale de l'homme et des animaux), 1 vol. in-4, avec 7 planches, au lieu de 18 fr., net.................. .... 4. »

Delasiauve. — Traitement de l'épilepsie, 1 vol. in-8, au lieu de 7 fr., net...................... 3. »

Demoget et Brossard. — Etude sur la construction, le fonctionnement, l'hygiène, l'organisation des ambulances. 1 vol. in-8, avec figures, au lieu de 12 fr. net........ 4. »

Deschamps d'Avallon. — Manuel

pratique d'analyse chimique, 2 vol. in-8, avec figures, au lieu de 12 fr. net...................... 4. »
— Pharmacie et art de formuler, 1 vol., au lieu de 6 fr. net... 4. »

Deval, professeur de clinique ophthalmologique. — Traité théorique et pratique des maladies des yeux, avec 44 figures dans le texte, et 12 planches, dont 6 coloriées représentant les principales altérations constatables à l'ophthalmoscope, suivant l'échelle d'E. Jœger, destinée à l'épreuve de la vue. 1 beau vol. gr. in-8 de 1,056 pages, au lieu de 15 fr net...................... 7.50

Dubois. — Histoire de l'hystérie et de l'hypochondrie, 1 vol. in-8, au lieu de 6 fr., net.............. 3. »

Dupuytren. — Leçons de clinique chirurgicale, 6 vol., au lieu de 36 fr. net...................... 14. »

Fabre et Tardieu. — Dictionnaire de médecine. 9 vol. in-8, au lieu de 42 fr. net.............. 16. »

Foy. — Mémorial de thérapeutique, 2 volumes in-8, au lieu de 14 fr., net...................... 4. »

Gendrin. — Traité de médecine pratique, 3 volumes au lieu de 21 fr., net...................... 6. »

Goubert. — Des agents perturbateurs du développement de la jeunesse. Tabac, onanisme, alcoolisme. 1 vol. in-18, 146 pages, 1879, au lieu de 3 fr. net.............. ».75
— Physiologie générale appliquée à l'étude de la vie et de la mort, 2 vol. in-8, 168 pages, 1879, au lieu de 2 fr. net...................... 1. »

Guitard. — Précis d'électrothérapie, 1 volume in-18, au lieu de 3 fr. net...................... 1.50

QUESTIONS SOCIALES

ET

PROFESSIONNELLES

Les conditions de l'exercice de la médecine, et aussi de la pharmacie, ont singulièrement changé depuis quarante ans! Est-ce un bien? Est-ce un mal? Question oiseuse, qu'on pose trop souvent et que nous ne nous arrêterons pas à examiner, car elle est devenue sans objet. La transformation qui s'est opérée dans les relations des médecins et pharmaciens avec leur clientèle a été l'effet de la force des choses; elle constitue un fait acquis, ni heureux ni malheureux, mais pouvant devenir l'un ou l'autre suivant qu'on en comprendra ou qu'on en méconnaîtra les raisons d'être, suivant qu'on fera la part des nécessités qui s'imposent ou qu'on prétendra les éluder.

Notre éducation professionnelle est toujours ce qu'elle était il y a cinquante ans; est-elle ce qu'elle devrait être aujourd'hui? Le milieu économique a changé; force nous sera de nous *accommoder* à ce milieu nouveau, et pour cela il importe de nous rendre compte de ce qu'il offre de fatal et de définitif dans sa constitution. Les malaises, les souffrances dont se sont préoccupés à juste titre nombre de nos confrères, ont été la conséquence d'une révolution qui s'est accomplie en dehors de la profession. Cette révolution ne nous a atteints d'une façon grave que parce que nous étions constitués à l'état de corporation fermée, où les traditions sont devenues à un moment donné une entrave. Quant aux remèdes proposés, ils devaient être inefficaces tant qu'on les a cherchés, sans sortir de la confrérie, dans des solutions administratives ou dans des mesures de prévoyance illusoires : le prélèvement d'une prime d'assurance dans une caisse qui ne peut la fournir.

Tout différent de ce qu'il est aujourd'hui, le rôle du médecin était naguère plus modeste et plus considérable en même temps. Dans un cercle étroit où le contact journalier de souffrances connues éveillait chez lui une sollicitude dont on lui tenait compte, sa bienveillance, autant que son savoir, lui valait les sympathies, lui méritait la confiance et lui assurait une autorité morale dont il était fier à bon droit. Suivant les ressources du pays ou du quartier où il exerçait, il vivait, modestement ou largement, d'un travail pénible sans doute mais attachant, aimé, considéré et rémunéré ou à peu près. S'il avait un fils, il n'hésitait pas à lui faire embrasser une carrière qui, si elle était laborieuse et souvent même périlleuse, lui promettait du moins la sécurité et des satisfactions que nous connaissons de moins en moins. Ce fils était d'ailleurs adopté d'avance par une clientèle qui lui continuait tout naturellement la confiance et l'affection gagnées au père. Tout médecin était alors un peu patriarche.

Depuis longtemps déjà ce praticien-là n'existe plus dans les villes; il devient aujourd'hui rare dans les campagnes.

La clientèle n'existant plus, — nous rappellerons tout à l'heure pourquoi, — la profession s'est industrialisée; le patriarche a dû se faire commerçant; le *marchand de santé* a remplacé le médecin que nous avons connu dans notre enfance. Ne vous révoltez pas, chers confrères, d'un mot qui a été trop souvent pris en mauvaise part : il représente très exactement une situation que nous n'avons pas faite, et qu'il faut savoir regarder en face si nous ne voulons pousser nos successeurs à se jeter à l'eau sans avoir appris à nager.

Je ne sais pas, encore aujourd'hui, de profession plus enviable que la nôtre pour celui qui, d'un caractère élevé et d'un esprit cultivé, peut l'aborder avec « ses derrières assurés », c'est-à-dire avec la perspective d'une complète indépendance pécuniaire; mais je ne saurais trop en détourner ceux qui voudraient s'y aventurer sans ce viatique. La facilité plus grande des communications de pays à pays et la constitution d'une féodalité industrielle et commerciale, ont créé une crise économique qui a changé les conditions d'existence du travailleur isolé ; et le médecin devait être le premier et le plus atteint par cette crise. La clientèle est devenue de plus en plus mobile à mesure que son rayon s'agrandissait ; la *publicité*, dont nos pères pouvaient se passer, est devenue indispensable ; et, jusqu'à ce qu'un ordre nouveau se soit établi, le savoir et l'honnêteté ne constituent plus que des conditions très accessoires de succès : celui-ci appartient d'abord, et appartiendra longtemps encore, à qui sait faire preuve d'aptitudes commerciales.

Le malade n'a plus de médecin attitré, ou, s'il en conserve un, c'est afin de l'avoir sous la main en cas d'accident subit. Mais il s'adresse surtout à ceux que lui désigne *la notoriété*, allant de l'un à l'autre chercher des conseils entre lesquels il fera un choix. S'il habite la province, il viendra à Paris ; il y vient de l'étranger, il y vient de l'Amérique du Sud, non que les conseils éclairés lui fassent défaut dans sa ville ou dans son village, mais parce qu'à Paris sont réalisées certaines conditions de publicité, officielle ou indépendante, qui attireront toujours celui qui *cherche*.

Et c'est ainsi que le médecin n'a plus de *clients*, mais des *pratiques* de passage... quand il en a. C'est plus lucratif, — toujours quand la pratique donne, — mais c'est autre chose, et surtout c'est moins sûr.

Comme travailleur indépendant, le médecin se trouve en présence d'autres embarras qu'il partage avec tous ceux dont l'industrie est soumise à *la loi de l'offre et de la demande*, embarras que j'appellerai *de droit commun*. Pour le médecin, comme pour tout producteur libre, l'*offre* doit s'adresser au consommateur et non aux indifférents; la *demande* doit être facilitée à celui qui est amené à la faire. C'est ici qu'intervient la *publicité*. Nous avons jugé qu'elle était jusqu'ici mal faite, étant faite *à côté*, qu'elle ne s'adressait pas à ceux qui auraient un renseignement à y trouver; que, pour cette raison, elle ne servait pas suffisamment ceux qui ont à le donner; qu'elle présentait des consommateurs à ceux qui cherchent des producteurs, ou inversement; que, pour atteindre une clientèle hypothétique ou illusoire, elle négligeait ou rebutait la clientèle réelle et définie. C'est pourquoi nous avons tenté, en publiant l'*Annuaire des Spécialités Médicales et Pharmaceutiques*, de donner à celui qui cherche le renseignement qu'il cherche, de le lui donner facile à trouver et dégagé des broussailles qui pourraient le dissimuler ou l'altérer. L'expérience de cinq années nous a montré dans quelle mesure notre tentative a été appréciée et quels peuvent en être les résultats.

De même que pour la médecine et la chirurgie, les conditions d'exercice de la pharmacie se sont profondément modifiées depuis une cinquantaine d'années. Il était alors plus rare d'y *faire fortune*, mais il était plus facile *d'en vivre*. Quant aux circonstances qui ont amené ces transformations, elles sont toujours les mêmes: dispersion de la clientèle locale, possibilité de lui substituer une clientèle générale, infiniment plus nombreuse mais ne pouvant se créer et se maintenir qu'à grand renfort de publicité, et d'une publicité incessante.

Comme le médecin, le pharmacien d'autrefois pouvait compter sur une clientèle bonne ou médiocre, qui, entourant son officine, pouvait la faire aller ; le médecin formulait davantage, et le pharmacien préparait jusqu'aux tisanes. Les frais étaient moindres, et aussi les risques : une matière médicale moins étendue comportait moins de chances de déchets.

La création de grandes drogueries centrales fit presque disparaître ces dernières difficultés, en réduisant ou supprimant le travail du laboratoire et rendant inutiles les approvisionnements. Quelques pharmaciens platoniques ont regretté, à cette occasion, l'abandon de la préparation sur place des produits officinaux, déshabituant leurs confrères pratiquants des soins du laboratoire et les transformant en « épiciers ». Nous verrons bientôt ce qu'il faut penser de ces scrupules ; il nous suffit de constater pour le moment que, si l'on en avait tenu compte, l'exercice de la pharmacie fût devenu commercialement impossible.

Voilà donc notre pharmacien devenu épicier ou tendant à le devenir. Son amour-propre de savant, d'accord cette fois avec ses intérêts, lui a fait repousser cet arrêt du destin : en partie débarrassé de la préparation de formules magistrales, il est resté pharmacien en s'appliquant à perfectionner les préparations officinales. De là le nombre sans cesse croissant de *spécialités* presque toutes fort recommandables, et l'émulation qui conduit à en perfectionner tous les jours tantôt la conception, tantôt l'exécution, de manière à maintenir cette nouvelle *matière médicale* en constante harmonie avec les exigences ou même les caprices de la thérapeutique. Dans cette révolution, opérée par la force des choses, qui a balayé grand nombre de formules médiocres ou mauvaises, — quoique ou parce que magistrales, — le public est arrivé à être mieux servi ; le médecin trouve plus aisément, dans une grande variété de produits généralement bons, celui qui doit répondre à une indication déterminée ; enfin, le pharmacien, auteur d'une bonne préparation, peut y trouver la source d'une fortune.

La valeur vénale d'une pharmacie dépendait autrefois presque exclusivement de sa situation dans un quartier riche ou pauvre. Il n'en est plus ainsi aujourd'hui : le succès d'une spécialité, dont la clientèle est partout, fait la fortune d'une pharmacie ; celle-ci peut s'installer dans un quartier quelconque ; elle peut même abandonner la ville; il en est de très importantes en province, dans de petites localités.

Tout pourrait donc paraître pour le mieux, si l'auteur d'un bon produit n'avait, pour l'écouler, qu'à attendre cette clientèle universelle sur laquelle tout travailleur compte plus ou moins aujourd'hui. Mais cela ne va pas ainsi de soi. La clientèle, c'est-à-dire *la demande*, s'étant dispersée, *l'offre* a dû courir après elle. De là la nécessité d'intermédiaires, de courtiers, de voyageurs, d'entrepreneurs de publicité, dont le rôle, aujourd'hui prépondérant partout, ne me paraît pas avoir été jugé ce qu'il est par les auteurs ou par les agitateurs qui ont envisagé les questions sociales par leur côté économique. Ceux-ci, en effet, envisagent d'une manière uniforme les rapports du *travail* et du *capital*, comme si ces deux termes étaient les seuls facteurs dans la mécanique de l'échange. Le travail étant le plus souvent offert, et le capital toujours demandé, on fait fausse route en voulant établir entre eux une parité que repousse la nature des choses. La difficulté principale est dans la distance, presque nulle dans certains cas, infranchissable dans d'autres, qui sépare le produit, vendeur, du capital, acheteur. De quelque capital instrument de travail que dispose le producteur, le produit sans écoulement devient sans valeur.

Que le produit soit du blé, pour lequel existent partout des marchés, et dont la circulation est presque aussi facile que celle du numéraire, sa valeur vénale n'est exposée qu'à des oscillations relativement peu étendues. Je ne m'arrêterai pas à examiner ce que sont les diverses chances d'avilissement de nombre d'autres produits moins favorisés de par l'intensité de la demande, le nombre et la proximité des marchés. Parmi ces derniers, ceux qui, comme les produits pharmaceutiques, sont d'un usage facultatif et n'ont que le marché qu'ils se font, sont d'un commerce dangereux. Ce n'est pas la matière première, ni les manipulations qui en déterminent le prix : ce sont, pour chacun, les frais d'établissement d'un marché qui n'existe pas. En pharmacie, il faut créer ce marché : rien n'y est vendable sans *publicité;* et c'est cette publicité qui nécessite un capital sans lequel on se ruinerait à vendre de l'eau claire.

La fonction commerciale, intermédiaire nécessaire à la production et à la consommation, est-elle remplie de manière à satisfaire producteurs et consommateurs? Pour certains produits, on pourrait presque répondre : oui; pour d'autres, non. L'écoulement de chacun comporte une procédure différente; et c'est dans le perfectionnement de cette procédure que chaque classe de producteurs doit chercher les satisfactions les plus sûrement et les plus prochainement accessibles.

« Voyez, nous disait un médecin, en nous montrant

sous son bureau une corbeille pleine de brochures et de prospectus, combien de temps, de papier, d'argent, se dépensent pour nous fournir des renseignements qui n'arrivent pas, qui ne peuvent pas arriver à leur adresse : tous ces prospectus sont encore sous bandes. Autrefois je les ouvrais; j'économise aujourd'hui le temps que je perdais à les parcourir. Car je les lisais : il y a là nombre de renseignements intéressants dont le seul tort est de ne pas arriver à l'heure où on les désirerait. Ce n'est que très accidentellement qu'une de ces notices répond à une préoccupation actuelle. On se promet de tenir compte de certaines autres, satisfait d'y trouver une indication dont on prévoit le besoin, d'y rencontrer sous une forme commode l'administration d'un médicament difficile à prescrire, ou d'y trouver la posologie d'une spécialité dont on a pu constater les bons effets. Jadis, donc, j'en conservais un bon tiers; mais ces documents, de formats différents, non classés, non classables, ne se prêtaient pas aux recherches : ils n'étaient qu'encombrants; je les ai supprimés.

« Nombre de spécialités pharmaceutiques représentent de très bonnes préparations, conditionnées avec soin, plus semblables à elles-mêmes et plus faciles à administrer que les neuf dixièmes des préparations dites magistrales. Mais lorsqu'il s'agit de recourir à l'une d'elles, c'est dans les annonces d'un journal qu'il faut la chercher; là, si on la trouve, on rencontre l'adresse du vendeur, rarement l'indication de la dose du principe actif. Obligé, je le reconnais, de compter directement sur le public, le pharmacien semble, dans les annonces qu'il fait à grands frais, éviter le médecin; à celui-ci, il réserve la publicité illusoire de prospectus qui ne sont pas lus. Bref, nous sommes inondés de renseignements qui, à moins d'arriver à l'instant précis où nous en avons besoin, sont complètement perdus parce que leur forme et leur nombre les rendent inutilisables.

« Et ce que je vous dis de la pharmacie s'applique à la médecine et à la chirurgie : Combien de fois sommes-nous empêchés de réclamer une consultation qui serait profitable à quelqu'un de nos clients et à nous-mêmes, parce que nous avons oublié le nom de l'auteur d'un mémoire ou d'une monographie intéressante, que nous avons souvent dans notre bibliothèque, mais que nous ne pouvons y chercher. »

Du côté des pharmaciens, doléances équivalentes :

« Nous avons un bon produit; pour le continuer, il faut le vendre; pour cela nous avons l'*annonce*. Dans les journaux politiques, elle est ruineuse; il n'y a là de succès possible que pour les préparations mauvaises ou bonnes mais sans valeur vénale, derrière lesquelles opère un très gros capital; nous hésitons, d'ailleurs, à recourir à cette annonce en raison de la promiscuité qu'elle établit, et de la déconsidération qu'elle peut, aux yeux des médecins, jeter sur notre produit ; enfin une loi interdit la vente directe de la plupart des médicaments actifs, et la publicité des feuilles politiques ne nous serait profitable qu'en supposant que les médecins y lussent les annonces qu'ils dédaignent dans les journaux de médecine.

« Les journaux de médecine nous restent ; mais là encore l'annonce n'arrive à son adresse que par accident ; la plupart des journaux de médecine appartiennent à des pharmaciens qui font échange d'annonces : celles-ci, toujours les mêmes, ne sont pas lues et empêchent de parcourir les annonces accidentelles, seules possibles pour qui ne possède pas un journal.

« Dans cette situation, nous avons songé aux envois d'échantillons. C'est coûteux, mais plus sérieux : on déballe un flacon, on ouvre une boîte. Et après ? — Le jour où l'on a besoin d'un renseignement sur ce produit, qui a séduit tout d'abord, boîte ou flacon sont loin. »

Il est inutile, après ce qui précède, d'insister sur les raisons qui nous ont fait essayer de substituer à la publicité, à peu près illusoire des annonces et des feuilles volantes de formats variés, une publicité brochée ou reliée, classée, ordonnée, où médecin, pharmacien ou malade, puisse trouver, à l'occasion, le renseignement qui l'intéresse. Nous nous sommes d'ailleurs facilement assurés que cette publicité efficace, permanente, était beaucoup moins coûteuse à celui qui est appelé à en bénéficier que celle dont il dispose aujourd'hui. Il faut seulement, pour que le but soit pleinement atteint, que le livre ne soit pas exposé à aller là où vont les feuilles ; il faut en faire un *Vade mecum* indispensable à quiconque pratique l'art de guérir, lui prête aide ou lui demande secours.

Pour cela, nous avons coordonné tous les renseignements qui peuvent intéresser le médecin, le pharmacien, le malade : bibliographie, matière de l'hygiène et de la chirurgie, physique, chimie, pharmacie ; nous avons fait, en somme, pour la médecine et pour les industries qui s'y rattachent, ce que nous avions résolu d'abord de faire pour la seule pharmacie.

En publiant l'*Annuaire des Spécialités Médicales et Pharmaceutiques*, mettant à la portée de ceux qui en ont journellement besoin le plus grand nombre possible de renseignements utiles, nous savions aller à l'encontre d'un préjugé professionnel au nom duquel on parle très haut, mais en se gardant bien d'avouer à quel mobile on obéit.

On admet ou feint d'admettre, dans le monde des oisifs et des stériles, que la spécialité représente un degré inférieur de l'art. Il serait bon d'en finir une bonne fois, — et nous espérons y aider, — avec cet aphorisme, mis surtout en crédit par une classe de spécialistes improductifs, par les *spécialistes de la mémoire.* Il est notoire, en effet, qu'en médecine et en chirurgie, toutes les découvertes appartiennent à des spécialistes ou à des gens qu'elles ont spécialisés. La compétence particulière qu'on a acquise dans une branche donnée des sciences médicales établit, à coup sûr, qu'on y a dépensé de l'intelligence et du travail, nullement qu'on se soit désintéressé des progrès accomplis dans les autres branches. N'acceptons donc pas la loi que voudraient nous imposer ceux pour qui le plus *pur* est celui qui n'a jamais rien fait ou jamais rien pu.

En matière pharmaceutique, une autre considération vient s'ajouter aux raisons d'ordre commun qui précèdent. La pharmacie comporte un commerce, commerce dont l'utilité est si peu contestable qu'il doit avoir des comptoirs nombreux. S'il ne doit pas nécessairement faire la fortune de l'homme instruit qui l'exerce, ce commerce devrait au moins lui assurer une existence honorable. Or, il devient tous les jours plus périlleux : on formule de moins en moins ; des préparations officinales, ordinairement bonnes et d'une exécution soignée, — des spécialités, pour les appeler par leur nom, — tendent à remplacer le plus grand nombre des préparations magistrales ; enfin, le catalogue de la matière médicale s'accroît tous les jours, et l'exercice de la pharmacie en devient de plus en plus difficile en présence d'approvisionnements non utilisés et de déchets inévitables. Combien de fois les prescriptions sont-elles exécutées avec des produits avariés ? Combien de fois des substances qui manquent sont-elles remplacées par d'autres ? Combien de médecins qui, formulant magistralement dans les quartiers où ils peuvent recommander une pharmacie avantageusement connue, prescrivent les spécialités dans ceux dont ils ne connaissent pas les officines ?

Laissant de côté l'intérêt des malades, que nous servons trop évidemment pour avoir à nous y arrêter ici, pour n'envisager que la question professionnelle, nous maintenons que le profit, s'il en est, doit revenir à ceux qui ont fait des efforts pour le mériter. C'est à leur faciliter les moyens de l'obtenir que nous nous sommes appliqués, refusant de voir dans les *Corporations*, médicale ou pharmaceutique, des Sociétés d'exploitation mutuelle, dont l'idéal serait la constitution d'une coalition des non-valeurs pour évincer ou exproprier ceux qui pourraient se réclamer des droits que donne le travail fécond.

AVIS

A MM. les Médecins et Pharmaciens

La Librairie médicale et pharmaceutique accepte en dépôt tous les ouvrages scientifiques, dont les auteurs sont les propres éditeurs, et les fait bénéficier de la publicité de l'*Annuaire* médical et pharmaceutique qu'elle publie, ainsi que des nombreux prospectus qu'elle envoie.

Ecrire au Directeur de la Librairie, 20, rue de Tournon, Paris.

L'administration de l'*Annuaire* se met à la disposition de ses lecteurs pour leur faire parvenir, contre remboursement, tous les ouvrages, produits, instruments ou appareils mentionnés dans la publication.

On trouvera aux bureaux de l'*Annuaire*, 20, rue de Tournon, tous les renseignements concernant les indications bibliographiques et autres, prix, etc.

Chaque ouvrage dont il aura été envoyé deux exemplaires sera annoncé, et analysé s'il y a lieu.

1133. — Paris. — Imprimerie Tolmer et Cⁱᵉ, 3, rue Madame